PALEO DIETA

La mejor decisión para perder peso

Francisco V. Giulepp

Descargo de responsabilidad

Todo el material contenido en este libro se proporciona únicamente con fines educativos e informativos. No se puede asumir ninguna responsabilidad por los resultados o no resultados que resulten del uso de este material.

Si bien se ha hecho todo lo posible para proporcionar información que sea precisa y efectiva, el autor no asume ninguna responsabilidad por la precisión o el uso / mal uso de esta información.

Table Of Contents

INTRODUCCIÓN

Cualquiera que observe detenidamente las cifras de obesidad en la población mundial actual notará que están aumentando rápidamente. A pesar de los avances en la tecnología, la atención médica y la educación, las personas siguen cometiendo errores en la forma de comer. El estado actual de la obesidad en el mundo en 2020 exige un retorno a la dieta paleo, la forma correcta de afrontar la evolución. La actual debacle de la obesidad surge del hecho de que las personas están adoptando un estilo de vida que no es óptimo para su existencia en la tierra y estos comportamientos dejan al cuerpo con demasiadas calorías adicionales de las que necesita.

La dieta paleo deriva su filosofía del hecho de que las personas que habitaron la tierra hace más de 10.000 años no comían ningún alimento procesado, pero eran saludables y no eran obesas. No experimentaron enfermedades modernas como artritis, complicaciones cardiovasculares y cánceres. Entonces, en base a este hecho, cualquiera que desee disfrutar de una dieta paleo saludable y recuperar su salud debería simplemente preguntarse si un hombre de las cavernas comería lo que la persona está a punto de comer. Si la respuesta es sí, entonces es un visto bueno para comer ese alimento en particular, pero si es no, entonces sería una pista para dejar de tomar ese tipo de alimento.

En 2005, la dieta paleo se generalizó después de que personas famosas comenzaran a pedir a sus seguidores que la adoptaran. Desde entonces, se han publicado varios materiales autorizados, como libros y artículos, para explicar sus beneficios para la salud y el estado físico.

En el pasado, los cuerpos humanos estaban conectados para protegerse contra cualquier forma de escasez de alimentos. Ese fue el comienzo de la atracción por los alimentos grasos y otros alimentos ricos en calorías. El problema actual es que la tecnología y la agricultura a gran escala provocada por la revolución agraria ha permitido generar un exceso de alimentos. Hoy en día, la gente come porque se siente cómodo comer y no porque necesiten las calorías adicionales, en los alimentos que ingieren.

La mejor decisión para perder peso

El problema con la mayor parte de la dieta moderna es que carece de un suministro equilibrado de macro y micronutrientes.

Cuando su cuerpo experimenta una deficiencia en un nutriente en particular, iniciará un estímulo de hambre en su cerebro que hará que coma más. Desafortunadamente, si no sigue comiendo el tipo correcto de alimento que produce el nutriente deseado, terminará con un exceso y aún carecerá de lo que necesita. Por tanto, es una de las principales causas de obesidad.

Ahora, muchos defensores de las dietas de fitness modernas piden una limitación de calorías como medida de pérdida de peso. Esto es beneficioso solo hasta cierto punto. Recuerde que, sin el suministro adecuado de todos los micronutrientes, su cuerpo seguirá provocando un estímulo de hambre que le hará romper su dieta de fitness y comer en exceso.

Puede tener éxito con una dieta saludable y fitness sin las ganas de comer en exceso si sigue la dieta paleo. Incluye carnes sin procesar, frutas y verduras frescas, así como nueces. Esta combinación tiene mucha fibra que te deja lleno sin darte un exceso de calorías. La dieta paleo es baja en azúcares y aceites refinados. La eliminación de estos dos ingredientes principales que conducen a la obesidad crea un déficit de calorías y un excedente de nutrientes que conduce al éxito.

Nos guste o no, la salud de nuestra sociedad es mala y está empeorando.

A medida que la tecnología continúa desarrollándose, la conveniencia también lo hace y pedir comida es literalmente tan simple como hacer clic en un botón.

Atrás quedaron los días de tener que encontrar su propia comida, y mucho menos tener que conducir hasta un restaurante para cenar.

Cocinar la cena parece cada vez menos atractivo en comparación con las comodidades y opciones de comida entre los comensales, los servicios de catering, la comida rápida y la comida para llevar.

Según la Academia de Nutrición y Dietética, la diabetes es ahora la séptima causa principal de muerte.

Así que hoy quiero abrir un mundo nuevo para principiantes de una de las mejores decisiones que pueden tomar con respecto a la salud en general y una forma natural de comer.

La Dieta Paleo ...

No te preocupes si no sabes de qué se trata, en los próximos capítulos descubrirás por qué ha sido una de las dietas más comentadas de los últimos tiempos

Vamos a sumergirnos...

Francisco V. Giulepp

CAPÍTULO 1- ¿QUÉ LA DIETA PALEO?

Actualmente mucha gente habla de la dieta paleo; algunas personas también se refieren a ella como la dieta del hombre de las cavernas. Bueno, esto puede ser cierto debido al hecho de que se originó en nuestros antepasados antiguos.

Los seres humanos han cambiado drásticamente en tiempos de tecnología, cultura y dieta. En esta discusión en particular, nuestro interés está en la dieta. Después del período neolítico, los humanos comenzaron a practicar la agricultura, por lo que una variedad de ingredientes están disponibles para el consumo, cambiando enormemente nuestra dieta.

Los comedores de paleo argumentan que a pesar de que nuestro entorno ha cambiado, nuestros cuerpos no han tenido ningún cambio en comparación con nuestros antepasados, ya que nuestros genes han cambiado en un mero 0,001%, por lo que nuestras dietas tampoco deberían cambiar. Los alimentos modernos se han asociado con muchas condiciones médicas como el cáncer debido a los ingredientes que contienen, aunque pueden ser sabrosos y atractivos, los alimentos naturales son más saludables.

Esto nos lleva a la pregunta popular, ¿qué es exactamente la dieta paleo?

Se trata de una dieta baja en azúcar, alta en proteínas y baja en sodio que está destinada a proporcionar una salud óptima siguiendo los pasos de nuestros antepasados que vivieron en la era Paleolítica. El principio básico de esta dieta es una salud óptima pero también es una buena alternativa si tu objetivo es adelgazar.

Se ha encontrado mucha evidencia para demostrar que nuestros antepasados tenían la mejor salud y esto se atribuye a su dieta. Diferentes personas pueden tener varias definiciones para responder a esta pregunta, pero hay similitudes en todas estas definiciones, es decir, alimentos de temporada mínimamente procesados, disponibles localmente.

Una buena forma de definir también esta dieta es diciendo lo que no es, es decir, la dieta paleo no es ningún aceite industrial refinado, azúcar, lácteos, alcohol, etc.

La idea detrás de Paleo es eliminar esos alimentos procesados, productos químicos, aceites vegetales y otras adiciones nuevas a la dieta moderna que pueden ser perjudiciales para nuestro estilo de vida, desde cómo nos movemos a nuestros niveles de energía hasta cómo nos sentimos a diario.

Pollo de pastoreo, de corral, carne de res alimentada con pasto y cualquier alimento orgánico son los alimentos preferidos para una persona que hace dieta paleo. En términos de proteínas, mariscos / pescados, aves, Carnes magras, se prefiere la caza silvestre porque contienen menos grasas saturadas a diferencia de las carnes procesadas.

Cuando se trata de nueces o semillas, las que tienen la mayor concentración de omega-3, es decir, nueces, macadamia, almendras y anacardos son las mejores. Las frutas con bajo índice glucémico, como tomates, melones, cebollas y brócoli, se prefieren a diferencia de las frutas modernas por ser grandes y tener buen aspecto. Se recomiendan las hierbas y especias independientemente de si han sido procesadas, ya que son orgánicas de todos modos, es decir, vinagre.

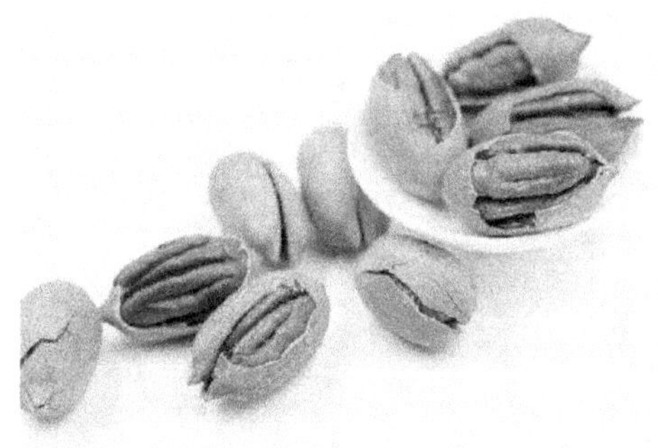

La mejor decisión para perder peso

Las comidas rápidas o en envoltorios llamativos son atractivas, dulces y tentadoras; Apuesto a que siempre saliva cuando pasa por un café de comida rápida. El olor a papas fritas, hamburguesas y un trago de refresco, bueno es completamente normal sentirse así (casi todo el mundo siente eso) pero después de probar Paleo durante unos 6 meses, te sorprendería que un refresco dietético sepa muy diferente a lo que solías saber, puedes saborear literalmente todos los químicos que contiene.

La dieta paleo crece a diario a medida que más personas se preocupan por lo que comen, buscamos formas de prevenir o perder peso. Al recrear nuestra dieta humana temprana, estamos entrando en contacto con el sabor antiguo mientras vamos cosechando todos los beneficios que conlleva.

La Revolución Agrícola se produjo hace unos 10.000 años e introdujo cereales, como el trigo y el pan, en nuestra dieta.

La dieta moderna de hoy contiene cosas como cantidades significativas de gluten. El gluten no existía en el Paleolítico. Cosas como el trigo, el centeno, muchos cereales y la cebada contienen gluten. Se ha reconocido que el gluten causa inflamación en el intestino y se le ha prestado una atención generalizada a través de celebridades como Kelly Ripa, que es famosa por no consumir gluten.

También se ha teorizado (no probado) que el gluten podría desempeñar un papel en un mayor riesgo de algunos cánceres y enfermedades cardíacas.

Otro ingrediente de la dieta moderna que está vinculado a posibles problemas de salud es el de las lectinas. Las lectinas están presentes en los granos. Causan desgaste en nuestro tracto gastrointestinal, lo que dificulta su curación.

No olvidemos el azúcar. El azúcar está en todas partes y en todo hoy en día. Es necesario quemar azúcar, pero otro aspecto de los tiempos modernos es lo sedentarias que se han vuelto las personas.

Todos se sientan. Se sientan en el trabajo, se sientan en el sofá viendo la televisión, se sientan en sus computadoras, se sientan a ver las redes sociales y los mensajes de texto en sus teléfonos inteligentes. La gente no se mueve como solía hacerlo, por lo que no quema calorías como solía hacerlo. Esto se convierte en un gran problema cuando se habla de consumo de azúcar.

En el período Paleolítico, los humanos eran delgados, fuertes y en forma. Se movían casi todo el día todos los días. Ellos no cultivaron cultivos. Como mencioné anteriormente, cazaban y recolectaban. Siguieron la comida. No se sentaron a jugar en su Apple iStone Tablet. ¡Si lo hicieran, se morirían de hambre!

Entonces, todo el azúcar que se consume en la dieta moderna, que es bastante mala, ni siquiera se quema debido a los estilos de vida sedentarios.

Lo que significa picos y caídas de energía, y problemas de salud relacionados, como diabetes y problemas de presión arterial.

Uno de los grandes mitos que la dieta Paleo ha ayudado a disipar es la noción anticuada de que comer grasa engorda.

Esto fue un gran problema cuando comenzó la locura por el alto contenido de carbohidratos en los años ochenta y todos se obsesionaron con la cantidad de calorías de grasa que estaban comiendo. Casi todos los alimentos existentes terminaron con una versión baja en grasa o sin grasa. ¡Pero la mayor parte de esa grasa fue reemplazada por azúcar!

La grasa es un nutriente crucial cuando se trata de nuestra salud. La grasa de la dieta es necesaria para un cuerpo sano, óptimo y que funcione bien. Son todos los productos químicos, conservantes y azúcares añadidos en nuestra dieta los que conducir al aumento de peso, problemas de salud, problemas de energía y más.

Creo que esto ha respondido a la pregunta de qué es exactamente la dieta paleo y algunos de los alimentos recomendados.

CAPÍTULO 2 - LA REVITILIZACIÓN DE LA DIETA PALEO

Como hemos comentado, la dieta paleo se basa en la antigua dieta del hombre que incluía animales y plantas silvestres que se consumieron hace 2,5 millones de años durante la era Paleolítica.

No contiene conservantes ni gluten. Comúnmente se centra en alimentos como huevos, pescado, carnes de pastoreo, verduras, papas, raíces, hongos, frutas, nueces, papas, productos lácteos, granos, sal refinada, azúcar refinada, legumbres y aceites procesados. Pero ahora volvamos sobre los pasos y cubramos cómo esta dieta regresó de la extinción y aprendamos su historia.

La historia de la dieta paleo se remonta a 1975 cuando Walter L. Voegtlin, un gastroenterólogo, publicó un libro que destacaba la versión moderna de la dieta. Llegó a sus revelaciones después de estudiar los hábitos alimenticios del Paleolítico mientras buscaba una cura para la enfermedad de Crohne , colitis y síndrome del intestino irritable. La dieta del hombre primitivo pareció tener efectos adversos en las condiciones en las que los pacientes mejoraron rápidamente sin efectos secundarios.

Su versión de la dieta se basó en el hecho de que no ha habido muchos cambios genéticos humanos desde el Paleolítico. Estaba más interesado en la historia carnívora del hombre. Confirmó que se supone que los humanos se alimentan principalmente de grasas, proteínas con pocos carbohidratos.

Una década más tarde, el profesor Melvin Konner, un antropólogo, llevó los conceptos a la comunidad científica con la ayuda de un asociado llamado Boyd Eaton. Lo hicieron publicando un artículo sobre los conceptos en el New England Journal of Medicine. Los profesionales del campo médico comenzaron a discutir la dieta, que es una etapa muy importante de la historia de la dieta paleo. Un alto porcentaje estaba convencido de las ventajas de la dieta.

Tres años después, Eaton, Konner y Marjorie Shostak publicaron un libro sobre la dieta. Sin embargo, el libro fue escrito con un giro. En lugar de centrarse en los alimentos que no deberían incluirse en la dieta, hablaron sobre la importancia de comer la misma porción de carbohidratos, grasas y proteínas similar a la dieta del Paleolítico.

Su versión tenía algunos alimentos que no estaban permitidos por Voegtlin. Su dieta permitía alimentos agrícolas permitidos como pan integral, arroz integral, papas y productos lácteos como leche desnatada que no figuraba en la dieta original. Trabajan sobre la base de que la proporción de nutrientes y no la elección de alimentos fue lo que hizo que la dieta paleolítica fuera saludable.

El impulso de la dieta siguió creciendo incluso en la década de 1990 cuando más nutricionistas y profesionales médicos comenzaron a respaldar la teoría. Más médicos comenzaron a recomendarlo a sus pacientes como parte de un plan de alimentación saludable para los pacientes enfermos e incluso para los que estaban bien. La mayoría de ellos se basó en el concepto original donde la dieta consistía en los alimentos presentes antes de la introducción de la agricultura.

Con el paso de los años, más personas se sintieron atraídas por la dieta. Aunque se debatió acaloradamente, todavía fue aceptado en varios círculos. Hoy en día hay muchos libros y sitios web escritos sobre la dieta a medida que más y más personas se vuelcan a esta dieta. En este punto, no muestra signos de extinción.

CAPÍTULO 3: ¿Como funciona esto?

La dieta Paleo se ha vuelto más popular debido a todos sus beneficios para la salud. Si está pensando en hacer esta dieta usted mismo, hay muchas razones para considerarla seriamente. ¡Esto puede convertirse en una forma de vida que puede hacerte más saludable y realmente cambiar tu perspectiva sobre la comida!

Beneficios de volverse Paleo

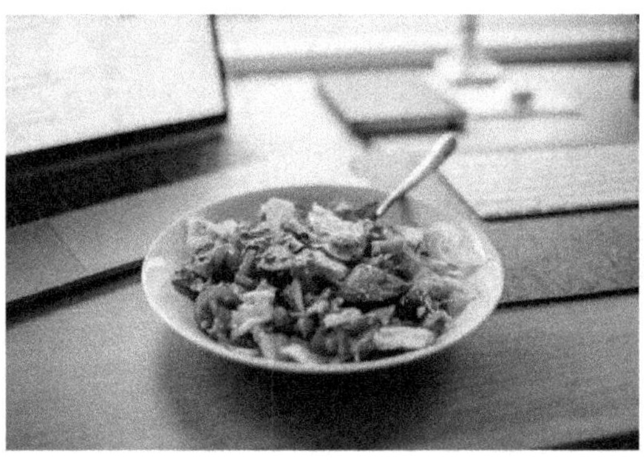

PÉRDIDA DE PESO

Bajar de peso es difícil para la mayoría de las personas porque siguen dietas locas o simplemente comen alimentos que no son buenos para ellos. La dieta Paleo puede ayudarlo a perder peso porque los alimentos que comerá son saludables y buenos para usted. Estos pueden ayudarlo a eliminar grasas y calorías que simplemente no necesita. Esto resultará en una pérdida de peso que no se debe a que usted se muera de hambre o que tenga que dejar de comer alimentos que disfruta. La mayoría de la gente pierde peso continuamente mientras sigue esta dieta porque es muy saludable y fácil de seguir.

Energía

¿Alguna vez se ha sentido realmente cansado y letárgico después de comer una gran comida llena de carbohidratos y grasas? Las comidas rápidas y las comidas poco saludables pueden hacerte sentir fatal porque no contienen nada bueno para ti. Al cambiar los alimentos que consume por otros saludables, tendrá más energía en general y se sentirá bien cada día.

Obtener las vitaminas y los nutrientes adecuados en su dieta puede marcar una gran diferencia en la forma en que se siente y realmente ayudarlo a obtener la energía adicional que le ha faltado.

Nutrición

Cuando se lleva una dieta de comida chatarra, dulces, azúcar, carbohidratos y otros alimentos malos, es difícil obtener las vitaminas y los nutrientes adecuados que son esenciales para un cuerpo sano. Cuando cambie a la forma de vida Paleo, podrá obtener fácilmente los nutrientes que necesita. Todos los alimentos que ingiera estarán llenos de cosas como fibra, vitamina A, vitamina C y otros nutrientes que son excelentes para su cuerpo. Cuando tenga una mejor nutrición en su vida, siéntete mejor y luce mejor!

ALERGIAS

La comida chatarra que la gente come hoy en día está repleta de ingredientes tóxicos que pueden dañar fácilmente el cuerpo. Por ejemplo, la intolerancia al gluten es uno de los mayores problemas que tiene la mayoría de las personas en la actualidad. La dieta Paleo permitirá comer bien sin tener que preocuparse por los alérgenos alimentarios. Por supuesto, debe prestar atención a lo que come si es sensible a ciertas cosas, pero no tendrá que lidiar con productos químicos o toxinas ocultas.

RECETAS

Hay muchas recetas diferentes que puedes hacer para la dieta Paleo. Estos son fáciles de encontrar y también saben muy bien. Estos pueden ayudarlo a encontrar nuevos alimentos que disfrute comer y que sean realmente buenos para usted. Cuando no se esté muriendo de hambre o se sienta privado, será fácil comer saludablemente y cambiar la forma en que come a diario.

Vale la pena considerar todos estos beneficios si desea cambiar sus hábitos alimenticios y su salud. El camino Paleo of life es fácil de adoptar y puede hacerte sentir genial desde el primer día.

CAPÍTULO 4 - PREPARACIÓN PARA SU DIETA PALEO

La dieta Paleo es bastante simple de seguir, ya que no implica contar calorías u otras restricciones. Se enfoca en comer alimentos naturales y frescos como lo hacían los cazadores y recolectores. Siempre que coma marisco fresco, carne magra, frutos secos, frutas y verduras como se indica en esta dieta, puede tomar tanto como desee sin contar los carbohidratos, las grasas y las calorías.

Antes de embarcarse en la dieta Paleo, debe tener una mente abierta e inquisitiva. Tienes que sentarte y decidir cuándo empezar y qué comer en la primera semana. Principalmente, si elige comenzar con una dieta completa, experimentará un período de ajuste. Es muy probable que este período involucre algunos síntomas de abstinencia mental, emocional y física a medida que comience a cambiar sus hábitos alimenticios habituales.

Debido a la fase de ajuste, es aconsejable comenzar la dieta cuando tu vida es relativamente tranquila y sin situaciones estresantes. Algunas personas pueden experimentar un leve dolor de cabeza, mientras que otras muestran síntomas de gripe durante unos pocos días. El período de ajuste puede durar una semana o dos. Durante esta fase, hay una sensación de fatiga, mareos y un fuerte deseo por algunos alimentos ricos en carbohidratos.

CÓMO CONTROLAR LOS ANTOJOS Y LOS SÍNTOMAS

Un aspecto muy extraño de la psicología humana es que las personas ansían alimentos que no tienen valor nutricional para sus cuerpos. Esto es exactamente cierto para los productos lácteos y los cereales, por lo que las personas que comienzan la dieta Paleo experimentan un intenso antojo por dichos alimentos. Aquí hay algunas cosas que puede hacer para facilitar un poco el cambio de estilo de vida.

BEBE MUCHA AGUA

Incluya ajo y cebolla en su comida. Son ricas en azufre y aminoácidos. El azufre es un componente importante del sistema de desintoxicación.

Agregue mucha cúrcuma a su comida. La cúrcuma es un potente agente antiinflamatorio y antioxidante.

Cocine sus comidas con aceite de coco o aceite de oliva. El pescado azul también es muy bueno.

Su primer viaje de compras debe incluir verduras frescas, carne magra, pollo, pescado y algunos bocadillos permitidos. Compre un montón de hierbas, aceite de coco, sal de Epsom, aceite de oliva y cualquier cosa que le ayude a sobrevivir a la fase de adaptación.

CUIDANDO DE TI MISMO

Es una gran idea observar la reacción de su cuerpo a la nueva dieta. Hay muchos nutrientes y no hay contribuyentes en la dieta Paleo. Muchas personas experimentan un período de desintoxicación en el que sus cuerpos aprenden a utilizar las grasas como principal fuente de energía en lugar de los carbohidratos.

CAPÍTULO 5 - QUÉ COMER Y QUÉ EVITAR

Si desea adoptar la dieta Paleo, aquí está el capítulo para usted que enumera qué comer y qué evitar durante el plan de dieta. Sigue leyendo.

#QUÉ COMER

*Vegetales

Se recomiendan las verduras. Sin embargo, el consumo de verduras con almidón como el ñame, la batata, la papa y la yuca debe limitarse o mejor evitarse. Los propagadores de la dieta Paleo opinan que cualquier verdura que no se pueda consumir cruda debe eliminarse de la dieta.

* Frutas

Las frutas como las bayas, las manzanas y las naranjas están perfectamente bien para la dieta, pero debes consumirlas con moderación. Igualmente importante, no consuma frutas en su versión seca, por ejemplo, orejones o sus productos secos. Nuevamente, se deben evitar las frutas como las uvas y los plátanos, ya que contienen mucha azúcar.

* Huevos y Carne

La dieta Paleo aboga por el consumo de carne y huevos. Sin embargo, debe ceñirse a los productos alimentados con pasto y evitar las carnes que contienen aditivos y conservantes en la carne que consume. El cerdo, la caza, la ternera, el pollo, el pavo y el pescado son los mejores para esta dieta. Los huevos de gallina, los huevos de codorniz y cualquier otro tipo de huevos están incluidos en la dieta.

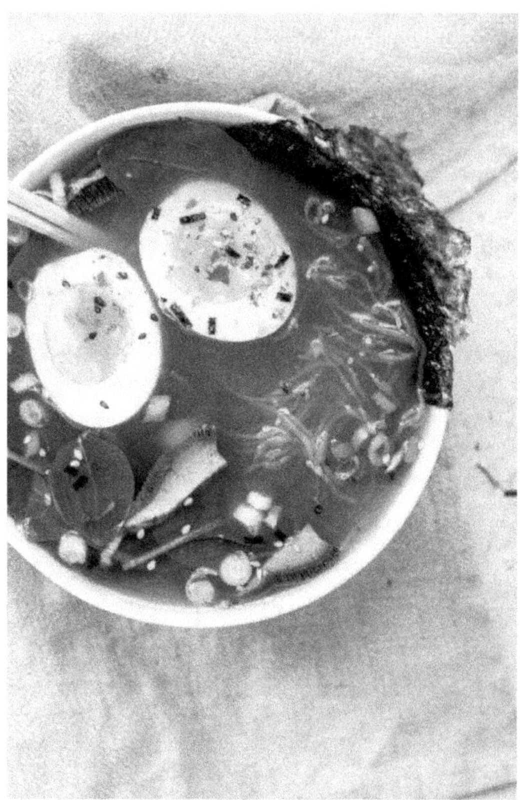

* Semillas y frutos secos

Se permiten todas las nueces y semillas, excepto los cacahuetes. Los cacahuetes están exentos por ser legumbres. Sin embargo, si desea perder peso, debe moderar su consumo a aproximadamente cuatro onzas todos los días. La harina de coco y almendras también se incluyen en esta lista.

* Aceites

Los aceites no procesados como el aceite de coco, aceite de nuez, sebo, manteca de cerdo, aceite de oliva y aceite de canola son muy recomendables. También se recomiendan los suplementos de aceite de pescado. Sin embargo, se desaconsejan en gran medida los aceites vegetales procesados e hidrogenados. Además, la existencia de aceites procesados vino con la agricultura y la industrialización.

* Bebidas

Beber mucha agua se enfatiza mucho en el Paleo

También se permite el té puro "sin leche", así como los jugos de frutas y verduras.

#COMIDAS QUE SE DEBEN EVITAR

* Granos

Debe evitarse toda la familia de cereales. Esto incluye trigo, arroz, maíz, avena y cebada. Los defensores de la dieta ponen mucho énfasis en evitar la harina blanca y el arroz, ya que contienen carbohidratos refinados.

* Legumbres

Como se mencionó anteriormente, las legumbres no están incluidas en el plan de dieta Paleo. Esto incluye todo tipo de frijoles; judías verdes, judías rojas, judías negras, soja, habas y frijoles mungo. Una vez más, se deben evitar los guisantes y los cacahuetes.

*Productos lácteos

Los productos lácteos como la mantequilla, el yogur, la leche desnatada, la leche entera, la nata, el queso, el helado y la crema láctea están prohibidos.

También debe evitar el alcohol, los refrescos, los edulcorantes refinados y la sal yodada. Los alimentos procesados también deben eliminarse de la dieta. Es importante tener en cuenta que la dieta Paleolítica ofrece una serie de beneficios que incluyen pérdida de peso, aumento de la actividad y salud general del cuerpo. Adopta, apégate a ella y poco a poco empezarás a disfrutar de sus beneficios.

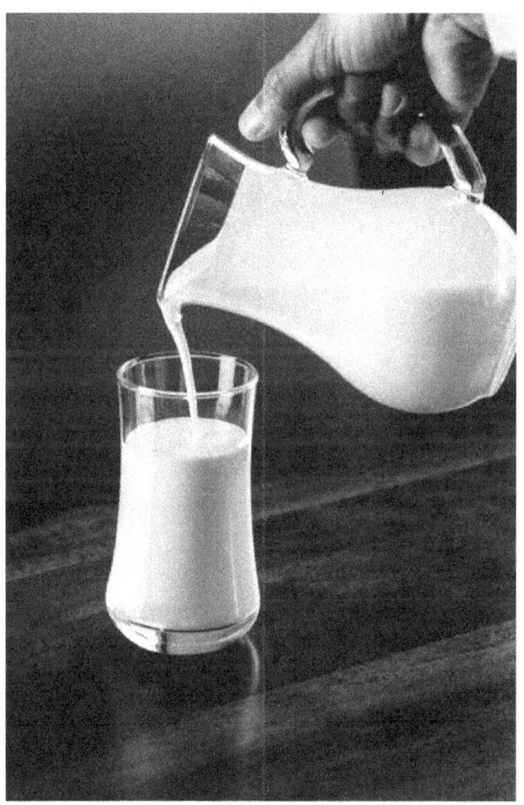

¿SON TODAS LAS GRASAS BENEFICIOSAS EN LA DIETA PALEO?

El primer punto a tener en cuenta es que no todas las grasas son iguales. El segundo punto que vale la pena recordar es que no se engorda comiendo grasa. De hecho, debe consumir las grasas adecuadas para una buena salud. Las grasas lo hacen sentir feliz y brindan una serie de beneficios, como reducir el riesgo de cáncer, estimular su sistema inmunológico e incluso ayudarlo a perder peso.

¡Sip! Necesita comer grasa para perder grasa... pero debe comer lo correcto

El problema en estos días es que la mayoría de las personas consumen grasas no saludables que provienen de aceites hidrogenados. Muchas personas desconocen lo poco saludables que son los aceites vegetales que consumen. Los aceites se comercializan como saludables y elaborados a partir de alimentos naturales como la soja, el maíz, etc.

En realidad, los aceites que han sido refinados o hidrogenados son extremadamente malos para el cuerpo humano y causan muchos problemas relacionados con la salud.

La dieta paleo utiliza aceites en su estado natural. Los aceites no se blanquean ni se someten a procesos químicos que los hagan nocivos. Las grasas utilizadas en la dieta paleo no solo son seguras, sino que también son extremadamente beneficiosas para el cuerpo.

Dado que la dieta es rica en carne, obtendrá una buena porción de grasas animales en su dieta. Se alienta a las personas que hacen dieta paleo a obtener carnes alimentadas con pasto porque incluso los alimentos que las empresas comerciales alimentan a su ganado son perjudiciales. Comer carnes alimentadas con pasto asegurará que no se le transmitan efectos nocivos.

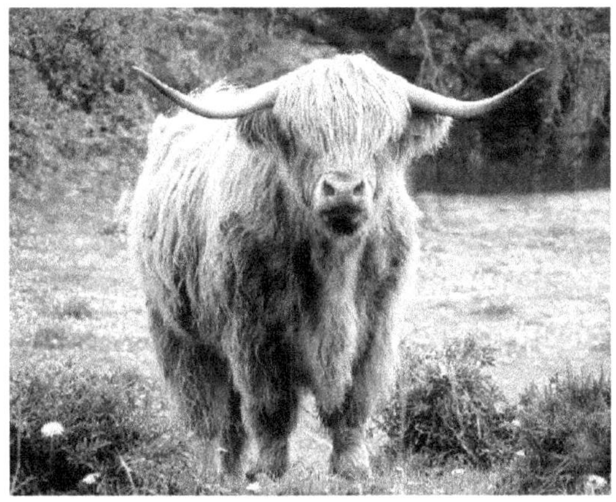

Las grasas animales están perfectamente bien. Nuestros antepasados comían mucha carne y nuestros cuerpos han evolucionado con el tiempo para comer carne y manipular grasa animal. Tenga la seguridad de que su nivel de colesterol no se disparará. Los estudios han demostrado que el colesterol de la dieta no causa colesterol alto en los seres humanos.

¿Quieres saber qué causa los niveles altos de colesterol en los seres humanos?

Aceites hidrogenados vendidos en los estantes de los supermercados. Las grasas no saludables que se encuentran en las galletas, la comida chatarra, la comida rápida, etc. Estas son las que causan los niveles de colesterol no saludables. ¡No te preocupes! Dado que la dieta paleo no permite el consumo de estos horribles artículos, está a salvo.

El aceite de coco es el aceite más preferido en la dieta paleo. Al igual que el aceite de oliva es un alimento básico en la dieta mediterránea, el aceite de coco es el aceite básico en la dieta paleo. Contiene más del 90% de grasas saturadas y todo es bueno para ti. El aceite de coco es estable a temperatura ambiente y puede usarse para cocinar. Contiene ácido láurico que se digiere fácilmente y ayuda a estimular su sistema inmunológico.

Otra grasa saludable que se ve en la dieta paleo es el aceite de oliva. Este es un aceite muy saludable y ayuda a equilibrar los ácidos grasos omega-3 y omega-6 en el cuerpo. Esto lubricará sus articulaciones y evitará la inflamación en el cuerpo.

La mantequilla y el ghee son otras grasas que también se utilizan para preparar platos paleo. Muchas personas que hacen dieta paleo revuelven los huevos por la mañana con mantequilla derretida. La mantequilla no es un ingrediente estrictamente paleo, pero tiene muchos beneficios para la salud. Entonces, si está dispuesto a ser un poco relajado, puede incluir mantequilla como parte de su dieta. Tiene muchos beneficios.

Estas son solo algunas de las grasas de la dieta paleo. Existen otras grasas como el aceite de aguacate, etc. El punto que debes quitar de este artículo es que las grasas de la dieta paleo son perfectamente saludables.

Debería preocuparse más por la comida normal que se vende comercialmente. Estos son los mayores culpables de la mayoría de problemas de salud de la sociedad en estos días. Evite estos productos y vaya al paleo. Realmente cambia la vida.

La dieta Paleo se conoce como la dieta del "hombre de las cavernas" porque básicamente es así como se le pide que coma. La dieta Paleo se compone principalmente de carne, pescado, pavo, pollo, frutas, verduras y frutos secos.

En general, Eating Paleo elimina los aspectos negativos de la dieta moderna, como el azúcar, las grasas trans y los conservantes, al mismo tiempo que nutre su cuerpo con las vitaminas, minerales, proteínas y grasas saludables que tanto necesita, como los ácidos grasos esenciales. ¡Esencial ya que tu cuerpo los necesita! ¿Consíguelo?

Con la dieta Paleo básicamente vas a volver a lo básico.

Bueno, esa es una descripción general básica de lo que es la dieta Paleo, en la siguiente parte veremos cómo volverse orgánico y luego veremos los alimentos aprobados por Paleo.

CAPÍTULO 6 - UN DÍA EN LA VIDA DE UNA DIETA PALEO

En un día cualquiera, un plan de alimentación Paleo puede incluir alimentos como verduras, huevos, frutas frescas, nueces, carnes magras y mariscos. Tal comida le proporciona nutrientes como fito-nutrientes, fibra soluble, antioxidantes, carbohidratos y grasas monoinsaturadas.

Al preparar una comida Paleo, debe concentrarse en las aves de corral, las carnes rojas, el pescado, los huevos, las nueces y semillas, las verduras y las frutas. También puede incluir una pequeña cantidad de miel, aceites vegetales y fritas secas en sus comidas. Evite cualquier alimento procesado con ingredientes artificiales, azúcares refinados, granos, sal y grasas saturadas.

Una vez que haya hecho un esfuerzo por reducir la ingesta de alimentos envasados y granos, estará listo para comenzar a seguir una dieta Paleo diaria. Siga leyendo para ver un plan de alimentación diario de muestra de la dieta Paleo.

* DESAYUNO PALEO

Comer simplemente es uno de los elementos básicos de la dieta Paleo; simplemente generalmente significa que usted come menos comida. Para tu desayuno puedes preparar dos huevos revueltos y tocino de pavo. Esta es una comida buena y abundante que se puede combinar con panqueques Paleo. Puede preparar un panqueque Paleo combinando una taza de harina de almendras, tres huevos, ¼ de cucharadita de extracto de vainilla y ¼ de cucharadita de canela. Esto le dará alrededor de 4 a 5 panqueques.

También puedes probar la tortilla de espinacas y tomate junto con fresas.

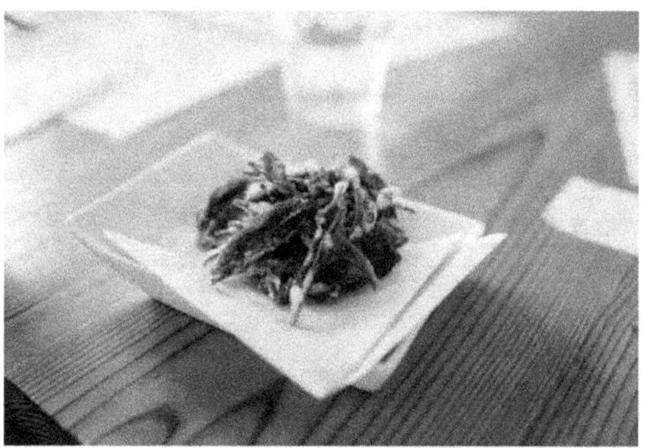

* ALMUERZO PALEO

Puede probar una hamburguesa estilo proteína o una ensalada grande. Comience con una combinación de verduras, zanahorias en rodajas, aguacate en rodajas, pimiento rojo en cubitos, champiñones crudos en rodajas, nueces picadas, cebolletas en cubitos, jugo de limón y cantidades iguales de aceite de oliva.

* CENA PALEO

Prepare cualquier combinación de huevos, verduras y carne. Un sofrito de aceite de oliva, cebollas, ajos y pimientos rojos, naranjas y verdes son simplemente Paleo salteados. También puede probar carne molida, tomates, patatas en rodajas y especias para darle una sensación de sabor diferente pero excelente.

De postre, puedes hornear unas rodajas de manzana con canela y nueces.

*APERITIVOS

Los mejores bocadillos para comer temprano en la tarde son frutas frescas como plátanos, manzanas, fresas y arándanos. También puede probar el guacamole junto con brócoli crudo más zanahorias, maní, almendras, anacardos o incluso una cecina casera.

Todos los productos lácteos como el yogur, la leche y el queso están excluidos en esta dieta. El café, las legumbres y el alcohol tampoco están permitido en su ingesta diaria.

La dieta Paleo es simple y solo requiere que coma alimentos saludables y naturales. Esta dieta no tiene recuento de calorías, por lo que es ideal para quienes desean adelgazar. No es necesario que compre ningún alimento pre envasado caro, todo lo que necesita para planificar cuidadosamente sus comidas y luego prepararlas. Otros beneficios de la dieta Paleo incluyen una piel más suave y saludable, mayor energía y un sueño más profundo y reparador. Recuerde consultar con su médico para obtener más consejos.

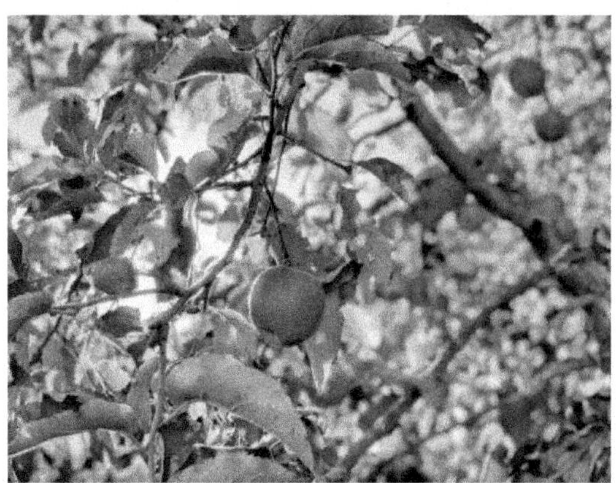

Capítulo 7 - ¿Paleo significa comer comida orgánica?

Parte de ser un consumidor informado y consciente es conocer los alimentos que compra y sus beneficios y desventajas para la salud.

Especialmente si está pensando en adoptar la forma de comer Paleo.

Las palabras de moda flotan en el mundo de la alimentación saludable con tanta frecuencia que es difícil hacer un seguimiento de qué es qué y por qué, y "orgánico" ciertamente no es una excepción.

Entra en tu tienda de comestibles típica de todos los días y es probable que

Encontrará algunos pasillos etiquetados como "pasillo de alimentos saludables" o "pasillo orgánico". Suena bastante bien, ¿verdad?

Los estantes están llenos de artículos etiquetados como "natural", "crudo", "germinado" y "orgánico". Los precios son un poco altos pero bueno, ese es el precio que pagas por la salud, ¿verdad?

Es importante comprender qué significan estas etiquetas y si realmente incluso significa mucho, en absoluto.

El término orgánico se refiere a la forma en que se cultivan, cultivan, manipulan y procesan los productos agrícolas. El uso de fertilizantes naturales en lugar de químicos e insecticidas naturales en lugar de sintéticos son dos formas en las que los alimentos se pueden cultivar y procesar para que se consideren orgánicos. La carne que se considera orgánica proviene de animales que recibieron alimento orgánico y no recibieron antibióticos, hormonas de crecimiento ni medicamentos.

El USDA regula la industria orgánica y requiere que los fabricantes de alimentos cumplan con estrictas pautas gubernamentales. Puedes aprender más sobre agricultura orgánica en el sitio web del USDA

Hay una variedad de etiquetas orgánicas que puede haber encontrado. Algunos alimentos dicen que están hechos con ingredientes orgánicos. Pero, ¿quién sabe realmente qué significa eso exactamente?

VARIACIONES DEL ETIQUETADO "ORGÁNICO"

- 100% orgánico: completamente orgánico o elaborado con todos los ingredientes orgánicos
- Orgánico: al menos 95% de ingredientes orgánicos
- Hecho con ingredientes orgánicos: 70% o más de ingredientes orgánicos

Es importante considerar el valor de comprar un artículo en particular en una variedad orgánica. Solo porque lo orgánico cuesta más, no necesariamente significa que vale la pena.

Organic.org tiene una lista de alimentos a los que llaman "docena sucia" Que contienen los que tienen el nivel más alto de pesticidas y, por lo tanto, es mejor comprarlos orgánicos. También hay una lista de una docena de alimentos que puede comprar no orgánicos ("menos contaminados"). Esta guía es una gran referencia para sus viajes al supermercado.

AGREGAR ALIMENTOS ORGÁNICOS A UNA DIETA PALEO

Ahora que comprende lo que significa el término orgánico, ¿cuáles son algunas de las razones por las que debe comenzar a agregar alimentos orgánicos en sus compras de comestibles si sigue una dieta Paleo?

- Más nutritivo: vitaminas, minerales, antioxidantes, flavonoides.
- Más seguro: sin pesticidas, generalmente sin OGM
- Puro: sin potenciadores del sabor, conservantes ni contaminantes

Si bien muchos argumentan que el precio de los alimentos orgánicos hace que sea imposible pagarlos, hay formas de adaptarlos a su presupuesto.

- Compre en los mercados de agricultores locales
- Unite a una cooperativa orgánica
- Compre directamente a los agricultores
- Comprar en grandes cantidades
- Crece tus propias
- Tienda en linea

Aquellos que son fanáticos de los alimentos orgánicos creen que es más saludable y seguro consumir que los alimentos no orgánicos al seguir la dieta Paleo. Por otro lado, algunos argumentan que no hay forma de asegurarse de que lo que está comprando sea verdaderamente orgánico, siendo el factor principal el consumo de estos alimentos procesados en exceso.

CAPÍTULO 8 - ERRORES COMUNES QUE SE DEBEN EVITAR EN LA DIETA PALEO

A continuación, se enumeran algunos de los errores más comunes durante la dieta Paleo que la gente comete todos los días y la idea detrás de informarle de estos errores es ayudarlo a evitar que cometa exactamente los mismos errores usted mismo y deshaga todo el buen trabajo que ya ha puesto en su régimen de dieta. No hay duda de que esta dieta en particular puede tener resultados sorprendentes cuando se realiza correctamente, así que sigue leyendo para saber más sobre lo que no debes hacer.

Primero, las personas a menudo intentarán eliminar completamente la grasa de su dieta, ya que creen que es mala y hará que aumenten de peso en lugar de perderlo. La verdad del asunto es que necesitas un poco en tu dieta, ya que te hace sentir más lleno y ayuda a absorber varios nutrientes y minerales en tu comida, así que incluye algunos sin volverte loco y te beneficiarás al hacerlo.

Otro error es que intentan hacer todo lo relacionado con la dieta Paleo y esto ejercerá una presión indebida sobre su cuerpo, ya que todos anhelamos cosas diferentes como una especie de golosina de vez en cuando.

El problema es que tanta gente pasa de un extremo al otro cuando en realidad puedes tener ese pequeño capricho en diferentes momentos siempre y cuando no se convierta en un pilar de tu dieta porque el enfoque principal de este tipo de dieta tiene que ser Coma más carne y verduras naturales para la mayor parte de su comida con pequeñas chucherías para mantener vivo su interés.

Las personas también son culpables de pensar que pueden comer tantas nueces como quieran porque seguramente las nueces tienen que ser parte de la dieta Paleo.

De hecho, debes considerar limitar la cantidad de nueces que comes porque en realidad no te ayudan a perder peso, así que si las tomas como bocadillo, asegúrate siempre de que sean porciones pequeñas en lugar de grandes o deshará el arduo trabajo que ya ha realizado para perder algo de peso.

Finalmente, la gente cree que necesita comer menos para adelgazar con esta dieta porque creen que la idea es que en el Paleolítico la comida era escasa, lo que lleva a atracones en lugar de comidas controladas de forma regular.

Esta es la forma incorrecta de hacer las cosas porque necesita comer comidas pequeñas de manera regular y asegurarse de obtener suficientes grasas y proteínas para darle a su cuerpo el combustible que necesita para funcionar. Comer en exceso en su dieta solo hará que su metabolismo se vuelva loco y perder peso se volverá extremadamente difícil como resultado, por lo que, sin duda, las comidas pequeñas de forma regular son el camino a seguir.

La gente, por lo tanto, comete estos errores comunes mientras está en la dieta Paleo y puede ver que para evitar cometerlos, simplemente debe tomar un poco más de cuidado y comprender completamente lo que implica la dieta incluso antes de comenzarla. Al tomarse su tiempo, no solo logrará perder peso, sino que también estará más saludable y se beneficiará no solo ahora, sino también a largo plazo.

CAPÍTULO 9: ¡PELIGRO! ¿CÓMO COMPRAR ALIMENTOS?

Comprar alimentos de la dieta Paleo no tiene por qué ser difícil. Si tiene un presupuesto limitado, existe un plan simple que puede seguir para obtener la comida más saludable por su dinero. Primero, priorice las proteínas animales y luego pase a las verduras, seguido de las frutas y, por último, las grasas.

La proteína animal es donde desea gastar la mayor parte de su presupuesto. Elija siempre carne orgánica pasteurizada o alimentada con pasto. Cómprelo fresco y compre lo que esté disponible. Si no puede encontrar cordero orgánico alimentado con pasto pero ve carne de res orgánica, compre la carne y cambie la receta de la cena para esa noche. Si ve pollo orgánico en especial, compre un montón y coma pollo toda la semana, o congele algunos de ellos.

Si su presupuesto es demasiado ajustado para pagar la mejor calidad, al menos trate de ceñirse a la carne de rumiantes (ternera, cordero, venado, cabra, búfalo, etc.). Estos animales se alimentan de sus dieta natural durante al menos una parte de sus vidas. Su carne también tiene una mejor proporción de Omega-6 a Omega-3 que la carne como el cerdo o el pollo.

Lo mejor es comprar los cortes más magros y quitarles la grasa. Muchas de las cosas nocivas para la salud, como las toxinas ambientales, las hormonas y los antibióticos, residen en la grasa, por lo que debe recortarse o drenarse antes de consumirla.

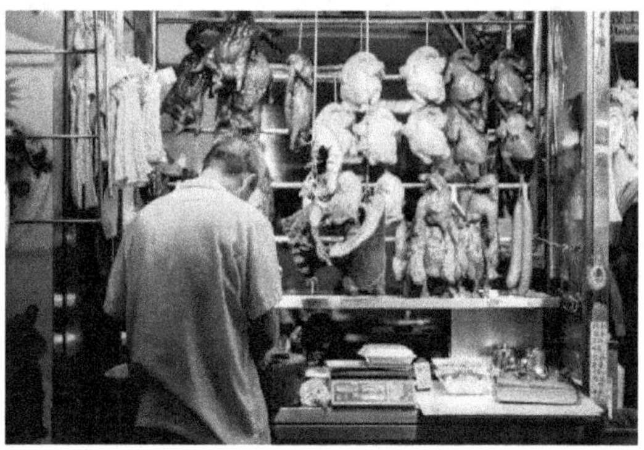

Siempre coma pollo no orgánico sin piel por las mismas razones. Es mejor evitar la carne de cerdo por completo si no puede comprar productos orgánicos.

La siguiente fuente de proteína animal es el pescado. Dado que esto solo durará un día en casa, no gaste de más aquí. Compre lo suficiente para una comida a menos que planee congelarla. El pescado salvaje es bueno pero caro. Puede comprar pescado menos caro que a menudo es tan bueno como el bacalao o las vieiras. Mire también el pescado congelado; estos suelen ser un buen sustituto de las cosas caras.

La fuente final de proteína animal son los huevos. Aquí solo hay una regla; comprar orgánico. Son más caros que los huevos "sin jaula", pero aun así, siguen siendo una de las fuentes más baratas de proteína de alta calidad.

Una vez que haya clasificado su proteína animal, es hora de mirar las frutas y verduras. No siempre es mejor comprar productos orgánicos. Es mejor gastar menos en frutas y verduras y más en carne de mejor calidad. Un poco de pesticida en sus productos es tolerable si significa que obtiene proteínas de alta calidad de la carne, el pescado y los huevos.

Como regla general, compre siempre en temporada y compre lo que está en oferta. Ordene sus verduras antes de comprar fruta. Puede prescindir de la fruta si es necesario, pero debe comer sus verduras. Compre verduras de hojas oscuras, ya que son más ricas en nutrientes. Manténgase alejado de las verduras como la lechuga, el apio y los pepinos, ya que no tienen mucha nutrición. Para ahorrar dinero, también puede comprar verduras congeladas.

La siguiente parada son las grasas. La grasa dietética puede ser costosa, así que no se vuelva loco con cosas como nueces y semillas. Los productos de coco son una fuente buena y económica de grasas, especialmente la leche de coco. Además, los aguacates son una buena fuente de grasa y están disponibles todo el año. Las aceitunas conservadas en sal y agua también son una buena opción. Estos son los alimentos básicos para las grasas, así que primero opte por ellos. Si todavía tiene algo de espacio en su presupuesto, puede comprar nueces y semillas al final.

Cuando su presupuesto lo permita, puede optar por artículos de mayor precio como aceite de oliva extra virgen prensado en frío, aceite de coco sin refinar y mantequilla orgánica de pastoreo. Todas estas son buenas fuentes de grasa y pueden durar meses.

Lo último que puede considerar es abastecerse de hierbas y especias. Pueden ser costosos, pero agregar un poco a su especiero cada semana hará que comer pollo cinco noches a la semana sea mucho más interesante.

Capítulo 10 - Ejercicio de la dieta Paleo

El ejercicio y la nutrición van de la mano. Si va a adoptar el estilo de vida Paleo, también debería considerar un régimen de ejercicio. No tiene por qué ser una locura, como un programa de entrenamiento con pesas de un culturista profesional o el entrenamiento de un atleta de alto nivel.

De hecho, si todo lo que puede hacer es caminar 30 minutos todos los días, eso es un gran problema. Uno de los mayores problemas de la vida moderna, es lo sedentarios que somos hoy en día. Muchas personas se sientan en un escritorio todo el día y luego se sientan en el sofá por la noche, generalmente con un teléfono inteligente, tableta o computadora portátil, participando en sitios de redes sociales.

Entonces, si puedes caminar todos los días durante media hora, ¡bien por ti! ¡Seguid así!

Si quieres un poco más, pero eres una de esas personas que REALMENTE luchan por mantener tus entrenamientos, olvídate de los complicados programas de ejercicios múltiples.

La mejor decisión para perder peso

Empiece por concentrarse en convertir los ejercicios en un hábito para que se conviertan en parte de su rutina de vida. ¡Y la forma más fácil de hacer esto no es solo entrenar a primera hora de la mañana, sino hacer que el entrenamiento sea increíblemente simple!

¿Cómo lo haces tan simple que nunca te saltes un entrenamiento? ¡Fácil! Tan pronto como salga de la cama, ¡comience a hacer ejercicio! Esto puede ser tan simple como un ejercicio.

Aquí hay unos ejemplos. (Ver demostración de ejercicios en

Youtube si no está seguro)

Sal de la cama y haz X número de sentadillas de peso corporal (¡como 50!). Si no puedes hacer 50 descansos seguidos, descansa cuando lo necesites y haz un seguimiento del tiempo que lleva completar las 50 e intentar batir esa vez la próxima vez que lo hagas. O revertirlo y hacer sentadillas de peso corporal durante 7 minutos, descansando cuando lo necesite y lleve un registro de cuántas hace. La próxima vez, intente hacer más en esos 7 minutos.

Puede hacer un ejercicio diferente cada día durante una semana y luego repetir.

Tal vez así:

Lunes: Peso corporal Sentadillas el martes Flexiones

Miércoles

Burpees jueves

Jumping Jacks Viernes

Saltar estocadas el sábado Saltar la cuerda el domingo

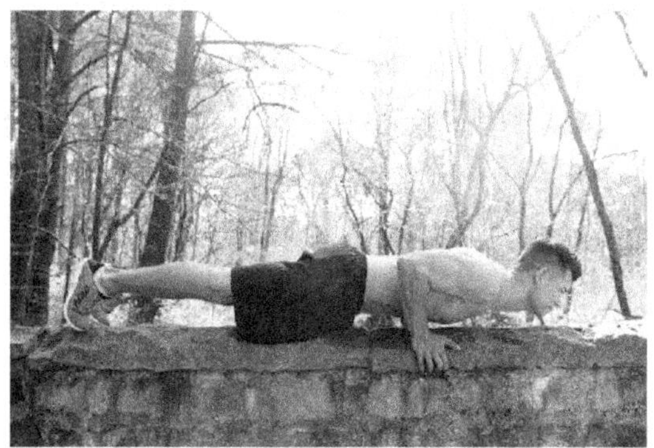

Francisco V. Giulepp

Modifica los ejercicios para que se adapten a ti. Si tiene problemas en las rodillas o tiene mucho sobrepeso o está fuera de forma, los burpees y las estocadas con salto pueden no ser para usted. Está bien. Haz sentadillas normales en lugar de burpees. Haz estocadas regulares en lugar de estocadas con salto.

¿No eres lo suficientemente fuerte para las flexiones? Hágalos de rodillas. O hazlos en una pared, con los pies a unos metros de distancia para que tengas que apoyarte en la pared.

Si las flexiones son demasiado fáciles, haz una versión más difícil, como flexiones explosivas, flexiones con aplausos o flexiones de Spiderman.

Una vez que haya hecho eso durante algunas semanas y el ejercicio se convierta en lo normal que hace por la mañana, puede comenzar a realizar rutinas de ejercicios múltiples.

Otra opción sería concertar una cita contigo mismo. En lugar de tener un entrenamiento programado para el martes, debería tener una cita con usted mismo para entrenar el martes a las 6 pm. Será mucho más probable que mantenga este compromiso

Capítulo 11 - ¿Es la dieta Paleo adecuada para toda la familia?

Si eres alguien que está considerando comenzar un plan Paleo de comida y te gustaría que toda la familia se uniera a la diversión, pero no sabes si está bien o no, entonces no estás solo.

Esta pregunta se han hecho las personas muchas veces y en este capítulo intentaremos navegar a través de ella.

En primer lugar, antes de siquiera acercarte a tu familia y tratar de convencerlos de que sigan una dieta paleo, debes tener en cuenta algunas cosas. En primer lugar, como hemos cubierto, la dieta paleo no es una dieta fácil. Existen muchas restricciones como no consumo de azúcar, alimentos procesados, aditivos artificiales, etc.

En segundo lugar, no es solo una dieta. Es un cambio total de estilo de vida. No podrás ir a una fiesta o reunión y comer lo que quieras porque no mucha gente prepara la comida según los requisitos paleo. Incluso restaurantes y comidas caras. Los establecimientos no pueden preparar alimentos de manera paleo. Eso básicamente significa que tendrás que llevar tu propia comida a una fiesta.

En tercer lugar, la mayoría de los alimentos reconfortantes se excluyen de la dieta paleo simplemente porque contienen azúcar, lácteos o algún ingrediente que no está permitido en la dieta paleo.

Entonces, ¿cómo va a convencer a su cónyuge e hijos de que renuncien a todas sus comidas favoritas y coman como un cavernícola?

El proceso en sí puede parecer como si estuvieras en una convención de las Naciones Unidas tratando de lograr que los países opositores firmen un acuerdo multilateral.

La mejor forma de hacerlo sería hacerlo por etapas. No intentes pasar de cero a héroe paleo de la noche a la mañana. Sí, es beneficioso y sí, es una excelente idea... pero necesitarás darle tiempo a tu familia para adaptarse, adaptarse y asimilarse.

En las etapas iniciales, convierta una comida en una comida paleo. Podría ser el desayuno. Deseche los cereales azucarados y la leche. Reemplácelos con tocino frito en aceite de coco, huevos revueltos y un vaso de jugo de fruta fresca. Obtenga un libro de recetas lleno de deliciosas recetas y tiente a los miembros de su familia con sabrosas comidas paleo.

La clave es hacerles sentir que no están sacrificando comida deliciosa por una dieta paleo. Su entusiasmo e interés, por contagiosos que sean, puede que no sean suficientes para que su familia no se meta en esa tina de helado de nueces de macadamia.

Además, trata de no ser demasiado sermoneador y evita pararte en un pedestal paleo y sacudir la cabeza ante sus malas elecciones de alimentos. Ejercite la tolerancia y gírelos lentamente hacia su costado.

Por supuesto, su familia puede decir: "¡Yay! ¡Sigamos todos a la dieta paleo y comamos hígado de res esta noche! "… Muy poco probable, pero si sucede, bien por ti.

De lo contrario, siga los consejos anteriores.

Es una idea fantástica llevar a su familia a la dieta paleo porque es extremadamente saludable. Serás menos propenso a la obesidad, las alergias, los dolores y molestias, etc. A la larga, toda tu familia se beneficiará de la dieta paleo.

Por lo tanto, vale la pena perseguirlo y persuadirlo. Tenga tolerancia o su cónyuge puede divorciarse de usted y dejarle tener la custodia total de las patas de pollo y la cola de bisonte que están felizmente sentadas en el congelador.

La clave para convencerlos será convertirse en un excelente cocinero. Invierta en un buen libro de recetas paleo y perfeccione sus habilidades culinarias. Concéntrate en los postres. A la mayoría de las personas les resulta extremadamente difícil renunciar a los alimentos dulces.

No uses la dieta paleo como muleta para cocinar platos desagradables. Es perfectamente posible preparar deliciosos platos paleo. Una vez que puedas hacer eso, es la mitad de la batalla ganada.

Trabaje en usted mismo... luego trabaje en su familia.

CONCLUSIÓN - COMIENZA HOY

Felicitaciones por llegar al final de esta guía de introducción sobre la dieta Paleo.

Es posible que se sorprenda al saber que la mayoría de las personas que comienzan algo nunca lo completan. Si has llegado tan lejos definitivamente estás interesado en la forma de comer Paleo y todos los beneficios que tiene para ofrecer.

Lo mejor que puede hacer es obtener la autorización de su médico y comenzar con un programa Paleo.

Tómate tu tiempo y progresa a tu propio ritmo. Esto no es una carrera. Cuanto más lo haga, mejor lo hará y más saludable se volverá. Todo es cuestión de tiempo y práctica.

Al concluir esta guía debemos recordar que la dieta Paleo es un plan de consumo diseñado para replicar los hábitos nutricionales de los ancestros cazadores-recolectores de los humanos. Se basa en el principio de que los seres humanos pueden alcanzar una mejor salud y un peso óptimo si evitan dietas ricas en carbohidratos y azúcar y, en su lugar, consumen muchas carnes magras, pescado, frutas y verduras. A continuación, se incluyen 6 consejos que le ayudarán a comenzar la dieta Paleo hoy mismo:

CONCIENCIA

Obtienes una idea bastante excelente de lo que es la dieta Paleo investigando en Internet, libros, revistas o uniéndote a grupos Paleo en los diferentes sitios de redes sociales como Facebook, Twitter y meetuip.com. También debe saber qué alimentos evita la dieta Paleo.

Los defensores de la dieta Paleo creen que existe una asociación directa entre la creciente prevalencia de varias enfermedades crónicas, como la obesidad, la diabetes y las enfermedades cardíacas, con el aumento de la ingesta de carbohidratos y azúcar. Los defensores recomiendan comer una dieta como la de nuestros antepasados cazadores-recolectores donde alimentos como el azúcar, el pan, la pasta, los cereales, los productos lácteos, las grasas trans y las carnes grasas no estaban disponibles como la única forma de lograr una mejor salud.

Además, los defensores nos recomiendan que nos mantengamos alejados de las verduras con almidón como el maíz y las papas, legumbres, maní, frijoles y todo tipo de jugos de frutas y refrescos.

IDENTIFICAR LOS MEJORES ALIMENTOS DE LA DIETA PALEO

Una dieta Paleo es rica en proteínas, un nutriente que aumenta la saciedad y aumenta la pérdida de peso mejor en comparación con los carbohidratos procesados. Los mejores alimentos de la dieta Paleo deben incorporar pollo, pescado, mariscos, aguacates, huevos, nueces, bayas, nabos y zanahorias.

Comer: Frutos secos, verduras, frutas, huevos, carnes orgánicas y de animales alimentados con pastura, aceites saludables (coco, aguacate, aceituna, etc.), pescado / marisco

No comer: Alimentos procesados, lácteos (mantequilla, yogur, queso, leche), granos de cereales, legumbres (frijoles, guisantes), maní y mantequilla de maní, azúcar refinada, papas, aceites vegetales refinados, dulces, edulcorantes artificiales, vegetales con almidón (papas, ñame , etc.)

INCLUYA LA DIETA PALEO EN SU PLAN DIARIO

Organice cómo incluirá la dieta Paleo en su plan diario. Los alimentos con alto contenido de carbohidratos y granos integrales son fácilmente accesibles en cafeterías de comida rápida y máquinas expendedoras, sin embargo, los alimentos de la dieta Paleo son difíciles de conseguir. Se guardan menos alimentos Paleo en una despensa. Ingrese a la despensa y retire todos los alimentos procesados, como arroz, frijoles, pan, azúcar, cereales, pasta, dulces, refrescos, mezclas para pasteles y papas fritas que se guardan allí. Done productos sin abrir y utilizables a la despensa de alimentos local o tírelos todos a la basura o deleite con ellos durante algunos días para eliminarlos. Un comienzo efectivo de la dieta Paleo implica programar los alimentos que tomará para el desayuno, el almuerzo y la cena. De esta manera, no será propenso a consumir alimentos procesados una vez que tenga hambre.

PREPÁRESE PARA LOS EFECTOS DE REDUCIR RADICALMENTE LA INGESTA DE CARBOHIDRATOS

Las personas que siguen una dieta rica en carbohidratos pueden experimentar una serie de consecuencias al comenzar una dieta Paleo. Puede resultar en mareos, cansancio y estreñimiento. Además, una dieta Paleo podría estimular la cetosis, una condición que conduce a una rápida descomposición de grasa corporal. Esto podría ser particularmente riesgoso para las mujeres embarazadas y las personas que padecen diabetes.

TRANSICIÓN GRADUAL

Evite lentamente los patrones de ingesta de alimentos procesados y sustitúyalos por alimentos de la dieta Paleo. Puede tomar hasta un mes. La mejor manera de incluir esto es evitar comprar alimentos procesados una vez que vaya al mercado.

Los resultados duraderos suceden cuando te apegas a algo de forma permanente. Eso no significa que de vez en cuando no te encuentres tomando una taza de leche con una Oreo. Pero entrar en un cambio de dieta con la mentalidad de que los cambios son permanentes y duraderos es la clave del éxito.

Recuerda que esto no es una carrera. Puede llevar un tiempo recordar qué alimentos incorporar y qué alimentos dejar.

HAZ UN BARRIDO DE TU COCINA:

Seamos sinceros. La caja de galletas en su armario claramente no volará dentro del mundo de Paleo. Pero si están allí, es probable que te los comas. Lo mismo ocurre con la mantequilla, los cacahuetes y las patatas. Para evitar tentaciones cada vez que abres la puerta del armario, tendrás que tirar algunas de esas cosas. Dáselo a un vecino, un amigo o al banco de alimentos local.

PRACTICA EL PERDÓN

Aparte del hecho de que esta es una regla general asombrosa de por vida, nos recuerda que no somos perfectos. De vez en cuando, es posible que queramos una golosina (léase: algo que no se encuentre en la lista de "comer" de Paleo).

Algunas personas se permiten golosinas de vez en cuando, algunas lo hacen de manera programada, otras a medida que la vida les arroja las cosas. Independientemente, no se castigue por "deslizarse". ¡Somos humanos después de todo!

DESINTOXICACIÓN

La mejor manera de comenzar una dieta Paleo es desintoxicar su cuerpo primero. Simplemente puede limpiar su cuerpo tomando solo agua junto con jugo de limón, pimienta de cayena y jarabe de arce durante un período de entre 1 y 7 días.

Pues eso nos lleva al final de esta guía para principiantes de la dieta Paleo, Sal y hazte cargo de tu vida y de tu dieta.

Tomar la decisión de vivir una vida más saludable es asombroso y admirable, ya sea que Paleo termine siendo la ruta para ti o no. Al comer los alimentos que comían nuestros antepasados, en lugar de llenar nuestros estómagos con todo empaquetado, podemos estar seguros de que nos encaminamos hacia una vida más saludable y feliz.